AF383754

Entéro=colite
muco=membraneuse
Forme arthritique

RÉGIME ALIMENTAIRE — HYGIÈNE

CURE DE CHATEL-GUYON

PAR

Le Dr P. BOUQUET,

Médecin consultant à Châtel-Guyon.

PARIS

G. STEINHEIL, ÉDITEUR

2, RUE CASIMIR-DELAVIGNE, 2

1906

Entéro=colite muco=membraneuse

Forme arthritique

RÉGIME ALIMENTAIRE — HYGIÈNE

CURE DE CHATEL-GUYON

PAR

Le Dr P. BOUQUET,

Médecin consultant à Châtel-Guyon.

PARIS

G. STEINHEIL, ÉDITEUR

2, RUE CASIMIR-DELAVIGNE, 2

1906

PUBLICATIONS DU MÊME AUTEUR

Cancer métastatique de la choroïde. Paris, 1893, G. Steinheil, éditeur. Mention honorable de la Faculté.

Étude clinique, bactériologique et expérimentale sur la dysenterie. Paris, 1895. Mention honorable de l'Académie de médecine. Médaille d'honneur des épidémies.

Traitement de la gibbosité pottique par le décubitus abdominal prolongé. *Revue d'orthopédie*, 1897.

Traitement des fibromes utérins hémorrhagiques par l'iodure de potassium à haute dose. *Semaine médicale*, 1899-1900.

Hématome spontané de la région lombaire. *Correspondant médical*, 1901.

Ulcères syphilitico-variqueux. *Médication martiale*, 1902.

ENTÉRO-COLITE MUCO-MEMBRANEUSE

FORME ARTHRITIQUE

INTRODUCTION

L'entérite muco-membraneuse a donné lieu, depuis quelques années, à de nombreux travaux et à des discussions scientifiques très intéressantes. Malgré cela, plusieurs points restent encore à élucider, surtout en ce qui regarde la pathogénie. D'après notre expérience personnelle, nous pensons qu'il ne faut pas ranger tous les faits dans la même catégorie et que, s'il y a des entérites relevant de la névropathie, d'affections des organes abdominaux et d'autres causes variées, il existe toute une classe très importante qui, selon nous, doit être rattachée à l'*arthritisme*, ce qui nous a amené à considérer cette forme d'entérite comme un *rhumatisme chronique intestinal*. Depuis les remarquables leçons de Lancereaux on sait en effet que les désordres du rhumatisme chronique ne se limitent pas aux articulations et que, le plus souvent, les sujets atteints de cette affection peuvent présenter toute une série d'accidents du côté des muscles, de la peau, du système vasculaire, des organes internes et de l'intestin. Aussi, est-ce comme une manifestation de cette diathèse que nous désirons considérer dans cette étude l'entérite muco-membraneuse.

Après avoir retracé les grandes lignes de cette affection et expliqué notre manière de voir au point de vue pathogénique, nous nous étendrons davantage sur le traitement par le régime alimentaire, l'hygiène et la cure de Châtel-Guyon.

L'entérite muco-membraneuse a pris, de nos jours, une importance très grande en médecine, si bien que Charrin a raison de dire que cette affection, par sa fréquence énorme, les ennuis qu'elle cause, devrait occuper dans les plus élémentaires manuels une place prépondérante. Non pas qu'elle fût très rare autrefois, mais elle était mal connue.

Fernel, Morgagni, Van Swieten en ont rapporté des cas typiques; cependant il faut arriver à Gendrin pour trouver une étude sérieuse sur la nature des membranes. Laboulbène, en 1861, établit d'une façon définitive la véritable structure de ces productions pathologiques. Depuis lors, de nombreuses publications ont paru, parmi lesquelles il faut citer les travaux de Germain Sée, Potain, Mathieu, Gaston Lyon, Langenhagen, et, dans ces dernières années, ceux de Jouaust, Vouzelle, Froussard, Richardière, Guinon, Comby, Baraduc et d'autres.

A l'étranger, mentionnons Leyden, Rosenheim, Nothnagel en Allemagne; Edwards, Bvardmann, Kilburne en Amérique; Boyden, Woodward en Angleterre; enfin Combe en Suisse.

ÉTIOLOGIE

Tous les âges sont sujets à l'entérite muco-membraneuse, mais ce sont surtout les enfants au-dessus de dix ans et les adultes qui donnent la plus grande proportion. Les femmes sont un peu plus atteintes que les hommes. Boas et Longuet citent également des cas chez des enfants au-dessous de deux ans, mais ce sont là des exceptions.

Les classes sociales aisées fournissent le plus fort contingent, ce qui tient à l'alimentation beaucoup plus carnée, au manque d'exercice et à la constipation plus fréquente chez les habitants des villes que chez les campagnards. On a constaté en effet que ce sont les nations qui consomment le plus de viande, la France, l'Angleterre, l'Amérique, qui ont le plus d'entéritiques, alors que d'autres pays, comme l'Italie du Nord, la Suisse, moins carnivores, donnent une proportion relativement faible.

Chez tous les malades qui nous occupent, on rencontre des antécédents arthritiques. Certains auteurs ont même signalé des cas où l'entéro-colite était héréditaire et familiale.

Les différentes dyspepsies sont les causes secondaires les plus importantes, et il est souvent difficile de préciser le début de l'affection, les premiers symptômes se confondant avec les troubles gastro-intestinaux. La dysenterie, la fièvre typhoïde, la rougeole jouent également un rôle important. De leur côté, Faisans, Lucas-Championnière, Conchon (1) et d'autres insistent beaucoup sur l'influence considérable qu'ont exercée les épidémies de grippe sur l'augmentation des affections intestinales, et en particulier de l'appendicite et de la colite. Il faut également citer, comme causes occasionnelles, certaines maladies du nez et de la gorge (Delacour), les parasites intestinaux, les ulcérations et la stase du tube digestif, l'appendicite, les fissures à l'anus, les hémorrhoïdes. Il en est de même des affections des organes de la cavité abdominale, foie, rein, utérus, qui peuvent provoquer la maladie soit mécaniquement, soit par propagation infectieuse. Mais, comme nous le dirons plus loin, ces entérites secondaires nous semblent former des catégories à part, et nous aurons surtout en vue ici l'*entérite* d'origine *arthritique*.

---

(1) CONCHON, La grippe et les affections intestinales. *Centre médical*, 1904.

PATHOGÉNIE

Les théories proposées pour expliquer l'entérite muco-membraneuse sont multiples. Robin pense que cette affection est la conséquence de l'*hypersthénie* gastrique. Pour Glénard, l'*hépatisme* en est la cause, par suite de la ptose viscérale qu'il entraîne. Monod (de Bordeaux), Letcheff, Régnès, l'attribuent à une affection utéro-annexielle, tandis que Legendre, Barth, Gilbert Ballet, Buttler, Mendelson, Félix Bernard et d'autres la considèrent comme relevant de la névropathie. De leur côté, Froussard, Lyon lui donnent comme origine un trouble fonctionnel du grand sympathique abdominal. Enfin Potain, Jules Simon, Langenhagen, etc., l'ont rattachée à une atonie intestinale déterminant une stase stercorale et une hypersécrétion secondaire par irritation des parois. Toutes ces théories, ainsi que l'indique Jouaust (1), renferment chacune une part de vérité. Sans doute il y a des cas où l'entérite est sous la dépendance d'une autre affection et doit être considérée comme un effet. C'est ainsi, comme nous l'avons dit, que des lésions de l'utérus et des annexes, des tumeurs fibreuses et kystiques de l'ovaire, des fissures anales, des déplacements du rein, des inflammations de l'appendice, des traumatismes de l'abdomen peuvent la provoquer. De même, la névropathie peut jouer le premier rôle, ainsi que l'ont observé plusieurs auteurs et tout récemment Dejerine (2), dans une très intéressante étude sur les *faux gastropathes*. Mais nous pensons qu'à côté de ces formes diverses, il en existe une autre, la plus fréquente, de nature *arthritique*, et frappant surtout les sujets dont les voies digestives sont dans un état de moindre résistance.

Interrogez ces malades, et vous constaterez que, par leurs antécédents, ils rentrent tous dans la classe des arthritiques. Chez les uns vous trouverez des migraines, des épistaxis, de l'angine granuleuse, de la blépharite ciliaire ; chez les autres, les lithiases

---

(1) Jouaust, *Traitements des entérites*, 1906.
(2) Dejerine, Les faux gastropathes. *Presse médicale*, 28 mars 1906.

diverses, le rhumatisme chronique, l'obésité, l'asthme, les hémorrhoïdes, les maladies de la peau, la calvitie, la dyspepsie, l'emphysème pulmonaire, la bronchite chronique. Toutes ces manifestations constituent bien l'*arthritisme*, qui, malgré l'absence d'une cause matérielle connue, n'en a pas moins une évolution constante et présente un type pathologique défini. Ce type, qui rentre dans la classe des maladies chroniques, englobe, comme on le voit, un très grand nombre d'états morbides en apparence divers, mais ces états ne sont en somme que les anneaux d'une même chaîne, et l'un quelconque étant connu, il est facile de reconstituer la chaîne toute entière, car ces accidents se succèdent dans le cours de la vie d'un individu avec un ordre tel qu'il est impossible de douter qu'un lien de parenté ne les rattache à la même cause pathologique. Or, pour nous, l'entérite muco-membraneuse, dont nous nous occupons, n'est qu'un anneau de cette chaîne et peut être considérée comme une sorte de *rhumatisme chronique intestinal* ou de *goutte viscérale*, comme disaient les anciens auteurs.

Chez les enfants où cette affection est si fréquente, il est bien difficile d'invoquer une lésion des organes abdominaux ou une origine névropathique, mais on trouve toujours une hérédité arthritique. De même chez les adultes nous avons constaté très nettement des poussées d'entérite alternant avec des poussées rhumatismales du côté des grandes articulations. Lancereaux rapporte des cas analogues, où des troubles gastro-intestinaux ont alterné avec des fluxions articulaires. De plus, si beaucoup de membraneux sont en même temps des nerveux, on trouve aussi un grand nombre de malades qui n'ont jamais présenté de nervosité avant leur entérite. Les troubles neurasthéniques sont pour nous secondaires et dus à l'auto-intoxication. En un mot, ce n'est pas la neurasthénie qui provoque l'entérite, mais bien l'entérite qui détermine la neurasthénie, et on peut dire que toujours une amélioration de l'intestin amène une détente des phénomènes nerveux.

Pour démontrer la nature arthritique de l'affection, Combe (1) a fait des recherches analytiques et a trouvé dans les urines de

(1) Combe, *Entérite muco-membraneuse*, Paris, 1906.

l'acide urique avec de l'acide oxalique, et dans les selles des cristaux d'oxalates et d'urates en quantité souvent considérable, mélangés à du gravier intestinal rappelant le gravier rénal ou les calculs biliaires.

Cette production en excès d'oxalates solubles dans l'intestin irrite la muqueuse et s'accompagne de putréfaction exagérée, dont il a pu se rendre compte par une augmentation notable des sulfoéthers, des indols et des phénols dans l'urine. Or, cette putréfaction est le caractère fondamental de l'entérite et explique les multiples phénomènes d'intoxication que l'on rencontre dans cette maladie.

ANATOMIE PATHOLOGIQUE. HISTOLOGIE

La structure histologique et la composition chimique des membranes ont donné lieu à des recherches nombreuses. Laboulbène le premier a démontré que ces productions sont constituées par des stratifications de mucus concrété, et dans ces dernières années Edwards, Nothnagel, Schmith et d'autres sont arrivés à la même conclusion. Au microscope, on aperçoit une série de travées blanchâtres, anastomosées les unes avec les autres, contenant dans leurs mailles des amas cellulaires dans lesquels Krysinski a distingué des *cellules cylindriques* de l'intestin, des *cellules à noyau*, des *cellules rondes*, des *leucocythes* et même des *globules rouges*.

En même temps que des éléments cellulaires, on trouve un nombre considérable de microbes : des cocci longs et ovalaires, des bactéries, des coli-bacilles. Thiercelin (1) a signalé dans les poussées aiguës chez les enfants un *diplocoque*, qu'il a rencontré également dans le pus de l'appendicite.

D'après Esmonet, la fausse membrane résulte de l'apport successif de mucus et de cellules épithéliales desquamées, dont les couches se superposent autant de fois et aussi longtemps que l'irritation intestinale se reproduit et persiste. Cette sécrétion doit

(1) THIERCELIN, *Soc. de biol.*, 15 avril 1899.

sa consistance, d'une part, à la résorption d'une partie du liquide aqueux qu'elle contient (Mathieu), d'autre part et surtout à la présence d'un ferment découvert par Roger appelé par lui *mucinase*, qui jouit de la propriété de coaguler la mucine et par conséquent de la rendre insoluble.

Ce ferment est normal et, s'il ne produit pas son effet à l'état de santé, c'est qu'il existe dans la bile, comme l'a montré Roger, une substance qui empêche l'action coagulante de la mucinase, ce qui explique pourquoi le mucus reste liquide dans la partie supérieure de l'intestin grêle et pourquoi il se coagule dans le gros intestin. De telle sorte que la fausse membrane ne peut en définitive apparaître que si la bile est déficiente, ou si l'hypersécrétion muqueuse et par suite la destruction épithéliale qui met en liberté la mucinase sont particulièrement intenses.

A propos de l'origine du mucus, Roux et Riva (1), contrairement à l'opinion des auteurs allemands, pensent qu'il ne provient pas seulement du côlon, mais peut venir des parties les plus élevées de l'intestin. Sur un animal muni d'une fistule jéjunale, ils ont vu que le mucus d'une entérite provoquée de l'intestin grêle passait dans les fèces et se présentait sous la forme du mucus du gros intestin.

On a eu rarement l'occasion de faire l'autopsie de malades présentant des accidents de colite muco-membraneuse. Les deux cas les plus intéressants ont été rapportés par les frères Rothmann (2). Dans l'un, il n'existait aucune lésion appréciable de la muqueuse du côlon; dans l'autre, on a constaté un léger degré de congestion et d'épaississement de la muqueuse, avec infiltration embryonnaire dans la profondeur. Pas de lésion de l'intestin grêle.

En 1901, Jagic (3) en décrit un troisième cas avec examen histologique analogue. Muqueuse épaissie et gonflée, membranes colorées en rouge par la thionine et en bleu par le weigert.

La substance interglandulaire et sous-glandulaire est fortement infiltrée de petites cellules rondes. Dans ces deux derniers cas, on

(1) Roux et Riva, *Soc. de biologie*, 17 mars 1906.
(2) Rothmann, *Zeitsch. f. klin. Med.*, 1893.
(3) Jagic, *Wiener klin. Rundschau*, 1901.

a pu saisir l'hypersécrétion du mucus en flagrant délit, ce qui indique bien la nature inflammatoire de l'affection, tandis que dans le premier il s'agissait vraisemblablement d'une entérite à la période refroidie.

La stase et la rétention des produits inflammatoires donnent naissance à une quantité plus ou moins considérable de *sable intestinal*, que l'on rencontre surtout dans le gros intestin et spécialement dans le cæcum. Ce sable, étudié pour la première fois par Laboulbène en 1873, a été observé bien des fois depuis par de nombreux auteurs, et en particulier par Mongour, Mathieu, Dieulafoy et Dalché. Nous l'avons toujours vu dans l'entérite mucomembraneuse.

Il se présente quelquefois sous la forme d'un sable jaunâtre très fin, presque pulvérulent ; plus souvent il est d'un jaune brunâtre à grains plus gros, parfois, c'est un mélange de grains brunâtres et de sable jaunâtre ou blanchâtre. Les différentes analyses concordent toutes pour lui assigner la même composition que celle des sables trouvés dans les glandes riches en éléments muqueux (glandes salivaires, voies biliaires, vessie, cryptes amygdaliennes).

On discute encore beaucoup sur la cause première de ces productions, fausses membranes, mucosités, lithiase intestinale ; pour nous, il nous semble, comme nous l'avons dit, qu'il faut les considérer comme d'autres altérations arthritiques, par exemple : l'épaisissement et le bourgeonnement des franges synoviales, les ostéophytes, les altérations cartilagineuses, aponévrotiques, vasculaires, les productions goutteuses, etc.

SYMPTOMATOLOGIE

Les symptômes capitaux de l'entérite muco-membraneuse sont : la *constipation*, les *douleurs abdominales* et le rejet dans les selles de *mucus* ou de *fausses membranes*.

La *constipation*, qui est pour ainsi dire constante, est de nature *spasmodique;* l'inflammation intestinale produit une contracture dans le voisinage de la portion lésée, absolument comme la fissure anale détermine le spasme de l'anus, l'appendicite chronique, le spasme du cæcum, l'ulcère de l'estomac, le spasme du pylore.

Les matières fécales sont dures, souvent ovillées et s'entourent d'une couche de mucus blanchâtre ; de plus, les selles sont accompagnées ou suivies d'une quantité plus ou moins considérable de mucosités semblables à du blanc d'œuf ou à des œufs moitié cuits, jaune et blanc ; parfois encore, après des périodes prolongées de constipation surviennent des débâcles douloureuses, avec expulsion de matières dures délayées dans un liquide épais et brillant (Mathieu).

Les évacuations peuvent n'avoir lieu que tous les trois, quatre ou cinq jours et même plus. D'autres fois la constipation est caractérisée moins par la rareté des selles que par leur sécheresse et leur dureté. Certains malades vont à la garde-robe tous les jours, mais n'expulsent que quelques scybales ou une petite quantité de matière molle, sous la forme d'un cylindre gros comme le doigt et comme passé à la filière.

Souvent, des périodes de diarrhée succèdent à des périodes de constipation, et ces débâcles, fortement colorées et brillantes, sont accompagnées de douleurs.

Chez les enfants, la constipation survient ordinairement après une poussée aiguë de colite dysentériforme et se produit, surtout en été, à la suite d'ingestion d'aliments en voie de putréfaction ou de fruits non mûrs. Puis, la diarrhée terminée, la constipation s'établit, et les fausses membranes ainsi que les mucosités apparaissent.

Les *douleurs* sont souvent quotidiennes et sujettes à des exaspérations ; leurs localisations les plus fréquentes sont les angles coliques et le pourtour de l'ombilic. De plus, les malades accusent des névralgies lombaires et sacrées, parfois très vives, et une sensation de constriction à la base du thorax.

Des crises d'entéralgie paroxystique peuvent se montrer brusquement après des écarts de régime, un refroidissement ou un traumatisme et s'accompagner de vomissements avec fièvre. Dans ces cas, on comprend que, suivant la localisation, cet état puisse simuler la péritonite, l'appendicite, les coliques néphrétiques, hépatiques, voire même l'occlusion intestinale (1). Ajoutons qu'habituellement les douleurs provoquent du ténesme du côté du rectum et même du côté de la vessie, avec envies fréquentes d'uriner.

Les *mucosités* et les *fausses membranes* peuvent exister dans les mêmes évacuations ou se succéder. Après avoir rendu des mucosités pendant un certain temps, les malades expulsent ensuite des fausses membranes, sous forme de rubans, de cylindres ou de filaments. Ces productions présentent un côté lisse, côté intestinal, et un côté villeux souvent pointillé de rouge, correspondant à la muqueuse. Leur aspect rappelle celui d'un morceau de parchemin mouillé. On en trouve de 7 à 10 centimètres de long sur 2 ou 3 de large, et, au moment des débâcles, des paquets énormes sont quelquefois expulsés. Durant des mois et des années elles peuvent se montrer dans chaque selle, pour disparaître ensuite pendant longtemps, mais aussi pour reparaître à nouveau, alors que l'on se croyait complètement guéri. Cette maladie, en effet, récidive très facilement, et quelquefois sans qu'on puisse en préciser la cause.

EXPLORATION DE L'ABDOMEN. — A l'inspection, on constate, surtout chez les femmes, un relâchement plus ou moins accentué de la paroi abdominale ; le ventre est tombant, étalé ou déformé en dôme. Assez souvent il apparaît peu développé et même creusé en bateau. De nombreuses veines font saillie sous la peau. Par le palper on se rend compte qu'il existe une hypotension générale ; la main pénètre facilement dans l'abdomen, par suite du défaut de tonicité de la sangle musculaire. Le malade accuse également de l'endolorissement, surtout le long du côlon ascendant et descendant. Sous le doigt, l'intestin donne la sensation d'une corde dure, *corde colique de Glénard, intestin en tuyau de pipe* de Sigaut. Cette corde peut se limiter au côlon ascendant ou descendant et même à une partie de ces organes. On perçoit également, dans la plupart des cas, un chapelet de scybales. D'autres fois, la corde colique fait place à de la dilatation avec gargouillement et clapo-

(1) FROUSSARD, Thèse de Paris, 1900.

tage, ce qui démontre que le côlon peut subir des alternatives de contracture et d'atonie sur les mêmes segments.

En continuant l'examen, on trouve tout un groupe de *symptômes secondaires* qu'il est important de connaître. La langue est saburrale surtout à la base, rouge à la pointe, avec hypertrophie des papilles ; les lèvres sont sèches, collantes, et l'haleine est fétide. Le malade accuse souvent des aphtes ainsi que de la gingivite.

Les phénomènes de dyspepsie gastrique sont constants et relèvent de la forme hypersthénique ou hyposthénique. On trouve de la dilatation avec clapotage, et les digestions s'accompagnent toujours de malaises, de ballonnement, de pesanteur, ainsi que de somnolence.

Le foie peut être ptosé, hypertrophié, atrophié ou encore normal. Ses troubles fonctionnels ne sont pas rares, comme le prouvent l'acholie ou l'hypercholie transitoires, les coliques hépatiques et la cholémie familiale (1).

Du côté du rein, on rencontre assez souvent un déplacement ; les coliques néphrétiques ont été également signalées, ainsi que l'uricémie et l'albuminurie. Hutinel a observé de la cystite infectieuse.

Le nervosisme est fréquent et peut aller jusqu'à la neurasthénie ; mais, comme nous l'avons déjà dit, nous considérons cette neurasthénie comme la conséquence d'une auto-intoxication grave sur un tempérament arthritique et nerveux.

L'activité cérébrale est plus ou moins atteinte ; les malades se plaignent de la difficulté qu'ils ont pour tout travail intellectuel, de leur perte de mémoire, de leur émotivité. Leur caractère est bizarre : ils se montrent tantôt apathiques et indifférents, tantôt excitables et violents. Ils accusent aussi des migraines, des vertiges, des bâillements, de l'œsophagisme, de l'insomnie, de l'agitation nocturne, de la dépression génitale. On a également signalé le goitre exophtalmique (2), les convulsions, le coma, la mélancolie avec idées de suicide, l'hyperesthésie en plaques, des arthralgies,

---

(1) GILBERT et LEREBOULLET, *Gaz. hebd. de méd. et de chir.*, 21 septembre 1902.
(2) BERNARD, *Presse médicale*, 17 juin 1903.

des douleurs lombaires. Cautru (1) rapporte deux cas d'épilepsie et un de chorée tenace chez des enfants qui ne cédèrent qu'après le traitement de l'entérite. Nous avons constaté plusieurs fois un tremblement des mains rappelant le tremblement éthylique.

Du côté des sens, on note des bourdonnements d'oreilles, de l'obnubilation passagère, des mouches volantes, de l'amblyopie et même de l'amaurose. Il n'est pas rare de rencontrer aussi de la perversion du goût et de la diminution de l'odorat.

Les symptômes circulatoires sont très fréquents : nous avons observé maintes fois de l'hypotension, rarement de l'hypertension. Nous reviendrons plus loin sur cette question, qui nous paraît importante au point de vue du traitement. Tous les auteurs ont noté des palpitations, des intermittences cardiaques, des battements artériels, de l'aortite (2), des crises de fausse angine de poitrine, des bouffées de chaleur, du refroidissement des extrémités, de la dyspnée. La respiration peut être rapide et le pouls battre à 120, pour retomber plus tard au-dessous de la normale.

La peau est sèche et présente souvent du prurigo, de l'urticaire, de l'eczéma ou encore une *couperose pustuleuse miliaire*, que Brocq considère comme particulièrement liée à l'affection qui nous occupe.

Enfin, si l'entéro-colite se prolonge, on observe tous les signes de dénutrition : le teint est jaune, terreux, les muscles sont flasques et l'amaigrissement est la règle. Car non seulement le malade est exposé aux troubles qu'apporte l'arthritisme dans les échanges nutritifs, mais encore il s'intoxique par ses propres toxines et est sujet aux infections secondaires produites par les microbes qui pullulent dans son intestin.

ÉVOLUTION. FORMES

Le plus souvent, l'entéro-colite muco-membraneuse présente chez l'adulte une marche chronique, entrecoupée de crises plus ou

---

(1) Cautru, *Société de thérap.*, 25 janvier 1905.
(2) Teissier, Aortite abdominale et entéro-colite. *Bulletin méd.*, septembre 1904.

moins rapprochées ; la longueur et la ténacité des symptômes
constituent la caractéristique de l'affection.

A l'exemple de Mathieu, on peut distinguer trois formes : la
forme *bénigne*, la forme *commune*, la forme *grave*. Nous décrirons
également la forme *infantile*.

Dans la forme *bénigne*, la triade symptomatique existe habituellement, mais avec peu d'intensité. La douleur peut même faire
défaut et la maladie rester ainsi à son premier stade ; mais, sous
l'influence d'une cause accidentelle, refroidissement, écarts de
régime, etc., il n'est pas rare de voir survenir des complications.
D'autres fois, les douleurs sont vives, mais de courte durée, et
dans l'intervalle les fonctions intestinales se régularisent, ou, s'il
persiste de la constipation, on ne trouve ni mucosités ni fausses
membranes.

La forme *commune* est caractérisée par les trois phénomènes
symptomatiques indiqués dans la forme bénigne, mais ici la constipation est plus accentuée, les crises douloureuses plus longues et
les fausses membranes plus abondantes. Toutefois, par le régime
et le traitement, on arrive à améliorer d'une façon notable le malade,
sinon à le guérir.

La forme *grave* se distingue par la ténacité des symptômes. On
peut observer des poussées fébriles atteignant 39° et 40°, rappelant
la fièvre typhoïde, la dysenterie et pouvant durer de dix à quinze jours.
Les malades sont ordinairement des femmes arthritiques, enta-
chées de nervosisme exagéré et présentant une ptose des viscères
abdominaux. Les crises douloureuses sont très intenses, la constipation opiniâtre ; le ventre est sensible et le point épigastrique en
général très marqué. Dans ces conditions, les digestions sont
laborieuses, et l'ingestion d'aliments exagère encore les douleurs,
de sorte que les malades, découragés, se voient obligés de renoncer
à leurs occupations.

Chez les *enfants*, la maladie évolue également sur un terrain
arthritique, et la colite aiguë, par suite de vices de l'alimentation,
précède ordinairement l'entéro-colite. Les poussées infectieuses sont
très fréquentes et l'auto-intoxication encore plus accentuée que chez
l'adulte. Les petits malades se plaignent de céphalées, de frissons ;

ils sont maigres, de taille au-dessous de la moyenne, sans appétit, tristes, très sensibles au froid ; leurs yeux sont cernés, les pommettes rosées, le pourtour du nez jaunâtre et les lèvres d'un rouge vermillon (Guinon).

Giffard a noté (1) l'odeur d'acétone de l'haleine, surtout prononcée le matin et rappelant celle du diabétique. Les manifestations cutanées, érythèmes polymorphes, urticaire, prurigo, eczéma, sont fréquents ; il en est de même des végétations adénoïdes et des troubles nerveux, sous formes de convulsions, terreurs nocturnes, vomissements périodiques, accidents méningitiques, chorée, épilepsie.

Comby (2) et Marfan (3) ont attiré l'attention sur la fréquence du rachitisme, qui arrête le développement de l'enfant, si on n'a pas le soin d'instituer au plus tôt le traitement de l'entéro-colite. C'est pourquoi il est très important de reconnaître de bonne heure cette affection pour éviter des erreurs graves.

COMPLICATIONS

Nous avons déjà noté comme complications les *poussées fébriles* résultant d'infections secondaires ou de l'accroissement momentané de la virulence des microbes qui pullulent dans les muco-membranes. Potain, Malibran, Lagenhagen, Vouzelle, Mathieu et d'autres ont signalé des *hémorragies intestinales*. Elles sont en général peu graves, même lorsqu'elles sont abondantes. De véritables *obstructions* ont été également observées lors de spasme complet du gros intestin, comme dans le cas de Mathieu, ou par suite de l'accumulation considérable de membranes, comme dans les faits rapportés par Baraduc et Vouzelle (4).

En ce qui concerne l'*appendicite*, les opinions sont partagées.

(1) Giffard, Thèse de Paris, 1903.
(2) Comby, *le Rachitisme* (Bibl. Charcot-Debove).
(3) Marfan, *Bulletin médical*, 25 janvier 1895.
(4) Vouzelle, Thèse de Paris, 1900.

Dieulafoy soutient que cette affection et la colite muco-membraneuse sont indépendantes l'une de l'autre, et admet une sorte d'opposition entre ces deux maladies.

Reclus, Potain, Bottentuit, Mathieu, Combe et d'autres prétendent au contraire que l'inflammation du côlon, en se propageant à l'appendice, devient une cause d'appendicite. Sans doute, tous les entéritiques n'ont pas d'appendicite, mais cette complication n'est point rare, et Vorbe en rapporte 27 cas dans sa thèse inaugurale. De plus, des chirurgiens sont intervenus pour des appendicites survenues au cours de l'entérite muco-membraneuse et ont constaté des lésions très nettes de l'appendice, ce qui prouve que ces deux maladies peuvent s'associer et même se montrer alternativement chez le même malade.

En somme, tantôt c'est l'appendicite qui commence et occasionne l'entérite, tantôt c'est la colite qui débute. Dans le premier cas, l'inflammation appendiculaire peut fixer l'intestin par des adhérences, ce qui produit des stases avec infections secondaires et entérite consécutive; l'opération, en supprimant la cause, supprimera alors l'entérite. Dans le second cas, l'appendicite résulte de la propagation à l'appendice de l'infection intestinale; là, l'indication sera l'extirpation de l'appendice à froid pour éviter de nouvelles poussées dangereuses; mais l'opération sera sans effet sur l'entérite.

D'ailleurs, ces deux maladies nous paraissent avoir dans bien des cas la même étiologie. Chauvel, dans une communication faite à l'Académie de médecine en 1903, attribue la rareté de l'appendicite chez les indigènes d'Algérie et de Tunisie à leur régime végétarien. Lucas-Championnière est également très partisan de cette influence. Nous retrouvons la même opinion chez les chirurgiens anglais et américains. En Angleterre et aux États-Unis où la consommation de la viande est énorme, l'appendicite est six fois plus fréquente qu'en France, si bien que Keen, de Philadelphie, a pu dire que tout Américain a eu ou aura l'appendicite.

2

DIAGNOSTIC

En général, le diagnostic ne présente aucune difficulté et repose sur la constipation, la douleur et le rejet de fausses membranes. On ne confondra pas l'*entérite muco-membraneuse* avec la *colite aiguë simple*, caractérisée par des évacuations muqueuses liquides, ni avec les *entérites chroniques* où il existe une diarrhée persistante. Quelquefois les douleurs accusées par le malade peuvent être rapportées à l'estomac ; ce n'est que par leur siège exact et la précision des troubles digestifs qu'on arrivera à reconnaître la véritable cause, d'autant plus, comme nous l'avons déjà dit, que l'entérocolite s'accompagne très souvent de différentes gastropathies.

La confusion avec les *coliques hépatiques* a été faite parfois, surtout en cas de lithiase intestinale. La notion de l'existence antérieure de la colite, l'endolorissement du cæcum et du côlon ascendant, l'absence d'ictère et de décoloration des matières serviront à établir le diagnostic.

Quant aux *crises appendiculaires*, la douleur est beaucoup mieux limitée à la fosse iliaque droite au point de Mac Burney et non étalée le long du cæcum ; son début est plus brusque ; il y a des vomissements, une élévation de température, de l'hyperesthésie cutanée, de la défense de la paroi et de la submatité au niveau de l'appendice ; enfin, les crises n'aboutissent pas à l'évacuation de muco-membranes.

Dans la colique néphrétique, en dehors de l'examen des urines, on trouvera des irradiations douloureuses le long de l'uretère et du cordon, ainsi qu'une sensibilité spéciale à la pression au niveau du rein. Si les crises sont dues à cet organe déplacé, il sera facile d'apprécier à la palpation ce déplacement. Toutefois il faut se rappeler la coexistence possible de l'entérite pour pouvoir rapporter les symptômes à leur véritable cause.

L'entéralgie simple, bien étudiée par Potain (1), ne s'accom-

(1) Potain, Entéralgie. *Semaine méd.*, 1891.

pagne pas de mucosités, et les selles sont normales en dehors des paroxysmes.

Dans la colique de plomb, le ventre est rétracté, et on trouve d'autres signes d'intoxication saturnine.

Les crises hémorrhoïdaires, avec les phénomènes locaux qui les accompagnent, ne peuvent guère prêter à confusion.

On distinguera la dysenterie vraie par les matières qui ont plus franchement l'aspect de purée, par les débris de muqueuse et surtout par les antécédents.

Dans les formes infectieuses, le diagnostic est souvent difficile pendant les premiers jours, et on peut croire à de l'embarras gastrique et surtout à de la fièvre typhoïde. Le début plus brusque, la marche plus rapide, la douleur abdominale plus diffuse, le peu d'abattement, le manque de taches lenticulaires et surtout le séro-diagnostic pourront lever les doutes. Quant à la péritonite généralisée, elle s'annonce par de l'hyperthermie, un facies spécial, du hoquet, des vomissements porracés, de la constipation, du météorisme et de l'ascite.

L'aspect variable des muco-membranes a donné également lieu dans certains cas à des erreurs. On les a prises pour des fragments de ténia, pour des amas de leptothrix mélangés à du lait non digéré, pour du blanc d'œuf coagulé. Il est facile, par un examen attentif, d'éviter ces confusions.

Un diagnostic quelquefois plus difficile consiste à distinguer la colite simple de celle qui dépend d'une lésion organique, cancer, lésion tuberculeuse ou syphilitique ; d'autant plus que, dans les formes graves, il peut exister de l'amaigrissement, une teinte terreuse, des alternatives de diarrhée et de constipation, voire même des hémorragies, sans compter que la palpation pourra faire reconnaître une masse stercorale simulant une tumeur néoplasique. Dans ces cas, il faudra tenir compte de la longue évolution de la colite en opposition avec la marche rapide du cancer. Le toucher rectal, la recherche des ganglions fourniront également des indications précieuses. Lors de tuberculose ou de syphilis, d'autres stigmates de ces affections et les antécédents mettront sur la voie. Enfin on distinguera l'entérite tuberculeuse par la présence de matières toujours liquides sans scybales et la coexistence d'autres manifestations de même nature.

En cas de rétrécissement du côlon consécutif à une dysenterie antérieure, les selles, comme dans l'entérite à la période spasmodique, sont allongées, rubanées, mais elles conservent toujours cet aspect dans le rétrécissement vrai, alors qu'elles reprennent leur diamètre habituel pendant de longues périodes après la disparition du spasme.

TRAITEMENT DE L'ENTÉRO-COLITE MUCO-MEMBRANEUSE PAR LE RÉGIME ALIMENTAIRE

Nous avons vu que l'entérite muco-membraneuse représente pour nous, dans la majorité des cas, une manifestation arthritique caractérisée par une inflammation chronique du gros intestin, inflammation se traduisant par de la constipation spasmodique, de la douleur et des fausses membranes gorgées de microbes. Nous savons également que, dans cette affection, les putréfactions intestinales sont considérables et provoquent tous les phénomènes d'auto-intoxication que nous avons signalés. Ce sont donc ces notions qui vont nous guider pour instituer un traitement rationnel.

D'après notre expérience personnelle, l'alimentation joue un rôle primordial, et il faut avant tout prescrire un régime qui modifie le terrain arthritique, tout en diminuant le plus possible les fermentations intestinales ; or, c'est le régime lacto-végétarien qui nous paraît le plus apte à remplir ces conditions.

Tous ceux qui s'intéressent à la santé publique reconnaissent les méfaits causés par l'abus du régime carné, engendrant de nombreuses maladies de forme nerveuse, toutes les variétés de l'arthritisme, avec les affections si tenaces de l'estomac et de l'intestin. Des savants, comme Bouchard et Lucas-Championnière, constatent que l'usage de la viande est une cause permanente d'inflammation digestive. De leur côté, Gilbert et Dominici ont démontré, par des examens bactériologiques, la prodigieuse quantité de bactéries pathogènes qui pullulent dans le tube digestif, à la faveur du régime carné. Enfin Dujardin-Beaumetz reconnaît que c'est dans le végétarisme qu'il a trouvé sa propre guérison. Passant en revue les multiples maladies digestives : la dyspepsie, les gastro-entérites, la constipation, la diarrhée, il conclut en ces termes : « Le régime végétarien favorise l'abondance des garde-robes dans les cas de constipation et influe tout aussi heureusement dans les cas de diarrhée, en calmant l'irritation et l'inflammation de la muqueuse intestinale. » Il n'est pas moins affirmatif à l'égard de la diathèse urique, du rhumatisme, des maladies du cœur, de l'artério-sclérose, et avec Huchard il insiste sur le danger de l'alimentation carnée, lorsque l'intoxication n'est plus compensée par le foie et le rein. Même le traitement du diabète a été modifié, et voici maintenant que divers auteurs, en particulier Mossé, font paraître des études cliniques et expérimentales sur l'amélioration des diabétiques par les pommes de terre.

La viande, en effet, au même titre que l'alcool, est un stimulant, et, d'après Jackson, il n'y a pas d'aliment qui engendre au même degré que la chair de bœuf une excitation anormale du système nerveux, en produisant, comme nous l'a appris Huchard, les palpitations, les mouvements désordonnés du cœur, l'essoufflement, etc.

C'est pourquoi cette propriété stimulante est recherchée par les anémiques, les neurasthéniques, les affaiblis de toute catégorie. Mais, à notre avis, ces malades, en s'adonnant à un régime trop carné, font fausse route et aggravent, à la longue, leur état. D'ailleurs, en parcourant l'histoire, on voit que le régime carnivore a été combattu par tous les chefs d'école. Au contraire, le règne végétal se montre prodigue, non seulement des richesses les plus variées, mais des réserves alimentaires les mieux adaptées au bon fonctionnement de l'organisme.

Les céréales possèdent à la fois les matières azotées, hydrates de carbone et sels minéraux, formant ainsi des aliments complets.

Aussi, c'est à cette diète des végétaux, en y ajoutant des fruits, des œufs et du lait, que se sont arrêtées la plupart des populations

robustes et bien portantes. Les paysans russes, les mineurs du
Chili, les ouvriers mexicains, brésiliens, chinois, les agriculteurs de
Suède, de l'Italie, de la Suisse, etc., n'absorbent que pain, fruits,
légumes, lait, et jouissent d'une force remarquable. Le régime des
athlètes grecs se composait de figues, de noix, de fromage, de pain,
et le brouet des Spartiates est légendaire. De nos jours, tous les
champions des différents sports ne deviennent-ils pas végétariens et
même frugivores ? C'est ainsi que, vers le milieu de décembre der-
nier, on a vu débarquer à Courbevoie le Suédois Gustave Nordin,
parti en canot le 10 août de Stockholm. Or, Nordin, affaibli par les
rhumatismes il y a quelques années, a adopté depuis trois ans un
régime alimentaire se composant uniquement de fruits, de lait et
d'eau. A ce régime, il s'est complètement rétabli et, l'exercice aidant,
il s'est doté d'une musculature puissante et a pu s'exposer à toutes
les intempéries au cours de la traversée de la Baltique, uniquement
couvert d'un jersey de bain et d'un vêtement de toile grise
imperméable.

On peut répondre à cela qu'il existe des gens et même des peu-
plades qui se portent très bien avec un régime carné exclusif. Nan-
sen rapporte avoir augmenté notablement de poids sous l'influence
d'une alimentation constituée par de la graisse et de la viande
d'ours. En Abyssinie, où les troupeaux sont nombreux, le peuple
mange du bœuf cru avec force épices ; or, les Abyssins ont récemment prouvé que, malgré ce régime, ils ne sont pas à dédaigner
en guerre, et que leur vigueur ne laisse rien à désirer. Les Indions,
en général, et ceux de la Patagonie surtout, ne vivent guère que de
viande de cheval ; ce sont également de redoutables guerriers. Il y
a en Afrique, en Océanie, en Australie des cannibales qui sont des
races d'hommes superbes, et en remontant dans l'antiquité, qui ne
se rappelle les cavaliers scythes qui ne mangeaient que de la
viande crue placée sous leur selle ? Enfin l'homme primitif se nour-
rissait surtout du produit de sa chasse. Cela est très vrai, mais
nous ferons remarquer que dans tous ces cas il s'agit d'individus
vivant au grand air et s'adonnant constamment aux exercices physiques, tandis que dans la question qui nous intéresse, où nous
avons affaire à des fils d'arthritiques, anémiés par le séjour des

-villes, les travaux intellectuels et le surmenage sous toutes ses formes, le régime végétarien nous parait le plus rationnel pour modifier le terrain et diminuer les putréfactions intestinales. Considérant, en effet, le malade atteint d'entérite muco-membraneuse comme un arthritique et, par conséquent, comme un individu foncièrement hyperacide et auto-intoxiqué, il faut, ainsi que le recommande Monteuuis (1), recourir à une alimentation alcaline ; or, les vraies sources naturelles des alcalins sont les fruits et les légumes, qui fournissent le plus de soude, de potasse, de chaux et de magnésie. Et, comme l'a démontré Bouchard, la putréfaction est surtout redoutable s'il y a stagnation ; nous pensons que ce régime, en agissant sur la constipation, diminuera l'auto-intoxication et antiseptisera l'intestin.

Toutefois, une alimentation végétale grossière est mal supportée, et on doit conseiller surtout les purées et les marmelades, tout en tenant compte de la tolérance de l'estomac et des troubles dyspeptiques qui accompagnent presque toujours l'entérite.

En ce qui concerne le lait, certains auteurs prétendent qu'en boisson il est toujours contre-indiqué. Sans doute, ce merveilleux aliment est de ceux à l'occasion duquel on observe le plus d'intolérance inexplicable, mais, dans bien des cas, il donne d'excellents résultats et est parfaitement supporté. On ne doit donc pas le proscrire systématiquement.

Gilbert et Dominici n'ont-ils pas vu, sous l'influence du régime lacté exclusif, le nombre des microbes contenus dans les matières fécales s'abaisser en cinq jours de 67.000 à 25.000.

Charrin et Roger ont constaté, de leur côté, la diminution de la toxicité urinaire. Si l'on ajoute que le lait, par lui-même, est un aliment complet, qu'il est le plus pauvre en toxines, qu'il est diurétique, on arrive à cette conclusion qu'il doit être l'aliment de choix dans l'auto-intoxication intestinale, s'il n'y a pas de contre-indication sérieuse à son emploi. D'ailleurs, si les malades ne le supportent pas, on peut le remplacer par le képhir ou le donner sous forme

(1) MONTEUUIS, *Journal des Praticiens*, février 1903.

de potages, auxquels on joindra des pâtes alimentaires ou des farines.

D'une façon générale, en dehors des crises, les aliments suivants sont les mieux tolérés :

Potages. — Tapioca, semoule, pâtes fines d'Italie ; farines : orge, avoine, pois, fèves, lentilles ; potage julienne au lait épais.

Légumes. — Pommes de terre cuites à l'eau et à la vapeur ; pommes de terre en purée au lait avec ou sans jaune d'œuf.

Purée de julienne.

Purées de légumineuses : pois, haricots, lentilles, châtaignes.

Légumes verts cuits passés : épinards au lait, chicorée, laitue, pissenlit, chou-fleur, petits pois à la crème.

Pâtes alimentaires. — Macaroni, nouilles.

Aliments gras. — Beurre cru et frais.

Œufs sous toutes les formes, excepté mélangés avec des sauces à l'huile.

Desserts. — Fromage à la crème, petit suisse, lait caillé, fruits cuits, compotes, marmelades, raisins très mûrs, gâteaux secs, crèmes, puddings aux œufs et au lait avec semoule, riz, etc.

Pain. — Très cuit en petite quantité, alberts, biscottes, etc.

Boissons. — Lait, petit lait, eau pure, citronnade, eau d'Évian, d'Alet.

Infusion chaude de tilleul, de camomille ou de fleur d'oranger à la fin du repas. É ter les boissons trop froides.

Faire trois repas par jour : à 7 heures, midi et 6 heures.

Comme petit déjeuner, on peut conseiller le café au lait, le cacao, le chocolat au lait ou à l'eau, le malt Kneipp au lait avec une tartine de pain grillé.

Nous donnons ci-après un régime pour une semaine, pouvant convenir à un cas d'entérite muco-membraneuse d'intensité moyenne, à la période de refroidissement. Dans les formes plus sérieuses, on ordonnera surtout les féculents et les farineux, préparés avec du lait et des œufs, potages, crèmes, puddings.

LUNDI

Matin. — OEufs à la coque. Chicorée à la crème. Pain aux fruits.

Soir. — Potage à la purée de navets. OEufs au lait ou crème renversée.

Pain aux fruits. — Mettre par couches dans un moule des tranches de pain blanc, des fruits cuits et recommencer jusqu'à ce que le moule soit plein. On peut varier les fruits (trois ou quatre sortes). Verser sur le tout le jus des fruits et laisser prendre pendant plusieurs heures dans un endroit frais. Renverser sur un plat pour servir.

Potage à la purée de navets. — Mettre dans une casserolle 2 litres d'eau, 5oo grammes de navets et 200 grammes de riz bien lavé. Laisser cuire le tout sur un feu doux, en remuant de temps en temps ; passer à travers la passoire et mouiller avec du lait. Au moment de servir, ajouter dans la soupière 5o grammes de beurre bien frais.

MARDI

Matin. — Pommes de terre à la vapeur ou pommes de terre bouillies, puis desséchées dans le four, avec beurre frais ou crème. Purée de laitue avec œuf poché. Compote de pêches.

Soir. — Potage à la farine d'avoine. Gnioquis au beurre. Raisins bien mûrs.

Potage à la farine d'avoine. — Faire cuire dans 1 litre d'eau salée 3 cuillerées à bouche de gruau d'avoine ; quand il est cuit, le retirer sur le côté du feu, y ajouter en remuant deux jaunes d'œufs qu'on a bien battus et un morceau de beurre.

MERCREDI

Matin. — Macaroni au blanc. Pouding de semoule. Marmelade de pruneaux.

Soir. — Potage julienne. Riz à la Condé.

Macaroni au blanc. — Faire cuire le macaroni à l'eau salée comme on fait ordinairement. Pendant qu'il cuit, préparer une sauce blanche de la façon suivante : Délayez une cuillerée de farine avec un verre de lait salé, mettez sur le feu en remuant toujours pour qu'il n'y ait pas de grumeaux. Quand cette bouillie est cuite, c'est-à-dire au bout de dix minutes, retirez du feu, ajoutez-y soit un morceau de beurre frais d'environ 3o grammes, soit trois bonnes cuillerées de crème très épaisse et très fraîche. Au moment de servir, battez deux jaunes d'œufs avec quelques gouttes de lait tiède, mêlez-les à la sauce et versez sur le macaroni.

Pouding de semoule. — Mettez dans une casserolle un demi-litre de lait avec une pincée de sel et trois morceaux de sucre. Quand le lait bout, versez en pluie trois cuillerées de semoule ; laissez cuire pendant dix minutes puis retirez du feu. Pendant que la semoule refroidit, cassez deux œufs, battez séparément les jaunes et les blancs. Quand les blancs sont en neige ferme, mêlez le tout avec la semoule. Prenez un moule beurré et saupoudré de sucre, versez dedans la semoule et faites cuire au bain-marie pendant une heure. Enlevez du bain-marie et mettez au four jusqu'à ce qu'il soit bien doré. Se mange chaud ou froid.

Potage julienne. — Faire cuire dans l'eau salée des carottes, navets, pommes de terre, choux-fleurs, panais, coupés en petits morceaux ; les passer, puis, au moment de servir, lier avec deux jaunes d'œufs délayés avec un peu de lait, et mettre dans la soupière un morceau de beurre frais.

Riz à la Condé. — Préparez du bon riz au lait, 120 grammes pour un demi-litre de lait. Quand il est cuit et bien épais, y ajouter 5o grammes de sucre, 25 grammes de beurre bien frais et une pincée de sel ; lier avec deux jaunes d'œufs. Verser dans un compotier, en ayant soin de mettre au milieu un bol renversé afin que le riz forme une couronne, laisser refroidir, enlever le bol et remplir le creux avec des fruits cuits, pommes, poires, pêches, prunes. Enduire le riz d'une couche de marmelade d'abricots, passer au four et servir chaud.

JEUDI

Matin. — OEufs brouillés au beurre frais. Pilaf. Compote de fruits doux (pommes, poires, pêches).

Soir. — Vermicelle au lait. Purée de choux-fleurs à la crème. Miel et gâteaux secs (petit-beurre, albert).

Pilaf. — Mettez dans une casserolle quatre louches d'eau et une pincée

de sel. Faites bouillir à feu vif. Pendant ce temps lavez bien deux louches
de bon riz et jetez-les dans l'eau bouillante, faites cuire doucement
jusqu'à ce que le riz ait absorbé toute l'eau. Faites fondre au bain-
marie 150 grammes de bon beurre bien frais; quand il est très chaud,
versez-le sur le riz et servez avec des tranches de citron.

VENDREDI

Matin. — Nouilles au beurre. Purée de pommes de terre. Petit-
suisse.

Soir. — Potage crème d'orge. Soufflé au fromage blanc. Raisins ou
pêches bien mûrs.

Soufflé au fromage blanc. — Faites bouillir un quart de litre de lait.
Délayez 50 grammes de farine de froment dans un quart de litre d'eau
et mélangez au lait bouillant. Laissez cuire de 15 à 20 minutes. Ajou-
tez à la bouillie une pincée de sel et 20 grammes de sucre. Retirez du
feu. Quand la bouillie est refroidie, mêlez-y 300 grammes de fromage
blanc très frais et très crémeux, ainsi que deux jaunes d'œufs et deux
blancs battus en neige très ferme. Glissez le tout dans un moule beurré
et saupoudré de sucre, faites cuire au bain-marie pendant une demi-
heure, puis mettez au four pour faire prendre une belle couleur. Se
mange chaud ou froid.

SAMEDI

Matin. — Omelette mousseuse. Purée de carottes nouvelles. Marmelade de pommes.

Soir. — Potage aux pommes de terre. Pouding au pain.

Pouding au pain. — Faites tremper pendant deux heures des tranches
de pain blanc dans du lait. D'autre part, préparez une compote de fruits
cuits et sucrés. Cassez trois œufs, battez séparément les blancs et les
jaunes. Quand les blancs sont en neige très ferme, les mélanger doucement avec les jaunes. Beurrez un moule, saupoudrez-le de sucre en
poudre. Mettez au fond une couche de pain trempé dans le lait, une
couche de fruits et la moitié des œufs. puis encore une couche de pain,
une couche de fruits et le reste des œufs. Faire cuire au bain-marie
pendant une heure, et mettre au four pour faire prendre couleur.

DIMANCHE

Matin. — Petits pois à la crème. Pommes de terre à la maître d'hôtel. Crème au citron.

Soir. — Tapioca au lait. Aiguillettes au beurre. Compote de cerises.

Ce régime peut s'appliquer aussi bien aux enfants qu'aux adultes, en le modifiant au point de vue de la ration alimentaire suivant les cas. C'est au médecin traitant à déterminer la quantité d'aliments qui convient à chaque malade. On se basera pour cela sur les variations de poids et l'état général des forces. Si le poids augmente et si l'urée excrétée est égale ou supérieure à la normale, on sera pleinement rassuré sur la nutrition. En effet, ramener l'alimentation à un taux suffisant doit être le souci constant du médecin ; toutefois, il faut savoir, dans certaines circonstances, diminuer sensiblement la ration d'entretien pour laisser reposer les organes digestifs et parer aux accidents d'auto-intoxication. On pourra, par exemple, instituer systématiquement la diète hydrique ou lactée pendant vingt-quatre ou trente-six heures tous les 8, 10 ou 15 jours. Ce moyen nous a donné d'excellents résultats dans les cas d'entéro-colite avec auto-intoxication exagérée.

S'il est nécessaire pour une raison majeure, et dans des cas tout à fait exceptionnels, d'adjoindre au régime des aliments carnés, on conseillera de préférence les viandes rouges ou blanches, la volaille, le jambon maigre, les cervelles, le riz de veau, et parmi les poissons, la sole, la truite, le turbot, le brochet, en ayant soin d'éviter les sauces, les épices, les ragoûts, le gras de viande, ainsi que les viandes marinées et toutes sortes de conserves.

Faut-il se reposer ou prendre de l'exercice après les repas ? Il n'y a pas de règle absolue à cet égard. Si la maladie est légère, sans degré marqué de dépression, un exercice modéré vaut mieux ; dans les autres cas, un repos allongé d'une demi-heure ou d'une heure sera préférable. Pour la sieste, il faut également consulter les prédispositions individuelles. Certaines personnes se trouvent bien de dormir après les repas ; d'autres, au contraire, éprouvent au réveil un véritable malaise.

HYGIÈNE

Les malades atteints d'entéro-colite muco-membraneuse doivent mener une vie calme, tranquille, à la campagne autant que possible, loin des émotions et des occupations capables de surexciter leur système nerveux. Il faut exiger, au début, un repos complet et, lorsque le travail peut être repris, éviter les veilles. La vie sera réglée ponctuellement ; les heures consacrées au sommeil, aux exercices en plein air, aux repas, seront respectées.

Le repos physique est indispensable, et dans les cas sérieux il faut prescrire pendant quelque temps le lit ou la chaise longue. Pour les cas de moyenne intensité, on doit éviter les exercices violents, ainsi que la course, la voiture, le cheval, la bicyclette, l'automobile, qui ont l'inconvénient d'augmenter le spasme. Le malade se contentera de promenades lentes et n'allant pas jusqu'à la fatigue ; il pourra s'occuper aux petits travaux de jardinage, pratiquer la pêche à la ligne, etc. Se coucher tôt, se lever tard.

Aux époques menstruelles, les femmes observeront un repos complet, pour ne pas s'exposer à une poussée.

VÊTEMENT. — Il est nécessaire que les malades soient chaudement habillés, qu'ils portent sur le ventre une ceinture de flanelle, car ils sont très sensibles aux variations de température, et le froid exerce sur le spasme et sur la maladie, en général, une action fâcheuse.

On activera les fonctions cutanées par des bains fréquents, des frictions sèches ou à l'alcool.

Il faut éviter chez la femme la constriction par le corset, et chez l'homme on préconisera l'usage des pantalons larges soutenus par des bretelles. En cas de ptoses, le principal traitement consiste dans le port d'une ceinture abdominale ou d'un corset spécial pour faire remonter et maintenir en place les organes déplacés, foie, rein, utérus.

CLIMAT. — L'influence du climat est bien connue. Autant que possible, on conseillera la campagne et surtout la montagne, à une altitude de 3 à 800 mètres. Une bonne station doit réunir toutes les conditions favorables au moral et au physique, être bien abritée des vents, offrir un aspect agréable et posséder un horizon étendu. L'air de la mer ainsi que les bains sont nuisibles ; il en est de même d'un climat humide et chaud, qui augmente les putréfactions intestinales, et du séjour dans les grandes villes, où les causes d'infection sont fréquentes.

PSYCHOTHÉRAPIE. — Les malades étant souvent déprimés et désespérés, le médecin, par son influence morale, peut modifier profondément leur état mental, réveiller leur énergie, calmer leur impressionnabilité et atténuer leur anxiété. Il faut leur expliquer la nature de l'affection, l'intoxication qui en découle, avec tous les symptômes qu'ils éprouvent, et quand ils auront compris que leur cas est fréquent et curable, ils auront confiance. Ils doivent savoir que pour la guérison complète il faut du temps, beaucoup de temps, que cette maladie est longue, sujette à des hauts et à des bas. La plupart se lamentent après quelques jours d'essais infructueux ; c'est un tort. On ne peut atténuer par un traitement de peu de durée une infirmité qui remonte parfois à vingt années et plus. Et, d'autre part, il faut apprendre à se soigner, et ceci nécessite bien des tâtonnements et une inlassable patience. Rien que pour changer peu à peu son régime, pour réduire graduellement les doses alimentaires, un long apprentissage est nécessaire. Aussi doivent-ils être persévérants, car il s'agit d'une plaie ancienne placée dans des conditions défavorables, puisqu'elle est constamment irritée par les fonctions digestives et par le contact des matières. C'est pourquoi, en face d'une maladie aussi tenace, ne saurait-on trop insister pour modifier chez l'enfant le terrain arthritique, se traduisant non seulement par des affections gastro-intestinales, mais par tout le cortège de l'*uricémie :* la bouffissure des chairs, l'eczéma généralisé, la présence de l'acide urique en excès dans les urines et, plus tard, par des manifestations arthritiques variées, y compris la neurasthénie qui, dans la plupart des cas, comme l'a enseigné Huchard (1), n'est qu'une névrose arthritique.

(1) HUCHARD, *Traité des névroses,* p. 902.

Il faut faire vivre les enfants prédisposés au grand air et surtout à la campagne ; on leur laissera la liberté de leurs mouvements, on favorisera chez eux le goût inné de l'exercice, en augmentant leurs heures de récréation. L'exercice salutaire par excellence est le jeu, et on doit surtout choisir ceux dans lesquels il faut courir. On a calculé, en effet, qu'en courant on absorbe sept fois plus d'air qu'en étant immobile ; or, l'air est plus indispensable à la vie que l'eau et le pain. Comme alimentation, on conseillera les laitages, les œufs, les légumes, les fruits, et il n'est pas douteux qu'avec ce genre de vie on ne parvienne à développer les organes, à augmenter les fonctions de nutrition, la résistance aux maladies et en particulier à l'arthritisme.

TRAITEMENT DE L'ARTHRITISME

Ainsi que nous l'avons exposé à propos de la pathogénie, nous considérons dans la plupart des cas l'entérite muco-membraneuse comme une manifestation arthritique du gros intestin, *un rhumatisme chronique intestinal*. Aussi avons-nous été conduit à instituer dans cette affection un traitement ioduré, comme s'il s'agissait d'une autre forme d'arthritisme, et nous devons dire que les malades en ont toujours retiré un réel bénéfice.

En dehors des crises, nous conseillons de prendre avant le repas dix gouttes de teinture d'iode, fraîchement préparée, dans un verre à liqueur de vin blanc léger. Continuer ce traitement pendant vingt jours par mois, et cela pendant deux mois ; se reposer deux mois, puis recommencer.

On peut remplacer la teinture d'iode par l'*Iodone*, qui est une combinaison d'iode et de peptone, et dont l'estomac s'accommode parfaitement.

Chez les enfants nous ordonnons le sirop iodo-tannique, à la dose d'une cuillerée à café, à dessert ou à soupe suivant l'âge, ou encore une solution de 10 centigrammes d'arséniate de soude pour 250 grammes de sirop de gentiane : une cuillerée à dessert avant les deux principaux repas.

TRAITEMENT DE LA CONSTIPATION

La constipation est le symptôme qu'il faut surtout s'attacher à combattre, et si le régime alimentaire et l'hygiène ne suffisent pas, on doit recourir à d'autres moyens.

Nous savons qu'ici il s'agit de constipation spasmodique, par conséquent on évitera les médications employées dans la constipation atonique, c'est-à-dire les aliments irritants, les purgatifs drastiques, l'hydrothérapie froide, le massage violent de l'abdomen, la faradisation du rectum, ainsi que les cures thermales à Carlsbad, Marienbad, Brides et autres stations similaires.

Le gros intestin, en effet, demande à être pris par la douceur ; sans cela, il se contracte encore davantage.

Toute une série de médicaments ont été préconisés. Mathieu conseille l'huile de ricin, le matin à jeun, un quart d'heure avant le petit déjeuner, à la dose d'une ou deux cuillerées à café dans du jus d'orange, du sirop de menthe ou de cassis ; il fait alterner l'huile avec un lavage, c'est-à-dire que le laxatif n'est donné que tous les deux jours. Certains malades préfèrent l'huile d'olive ou la glycérine.

On peut également employer la magnésie calcinée, soit seule, soit associée à d'autres substances : le soufre, la crème de tartre, comme dans la formule de Lyon et Giffard.

Magnésie calcinée. . . . .
Soufre lavé . . . . } ââ 20 grammes.
Crème de tartre. . . . .

Prendre une cuillerée à café avant chaque repas.

Le *sulfate de soude*, à la dose de 6 à 8 grammes tous les deux ou trois jours, est recommandé par Jouaust. C'est une excellente médication, en général bien supportée. Les *graines inertes*, comme la graine de lin, de psyllium, de moutarde blanche, à la dose d'une cuillerée à soupe, après avoir été laissées dans un quart de verre d'eau froide pendant cinq minutes, nous paraissent moins indiquées et sont souvent irritantes.

La poudre de cascara ou l'extrait fluide, la poudre de réglisse composée en y ajoutant ou non la belladone, trouvent également des indications.

Les capsules de *mucogène* préparées par Astier nous ont donné d'excellents résultats. On prend deux ou trois capsules avant le repas du soir, et le lendemain il se produit ordinairement une garde-robe normale, sans coliques.

Enriquez (1) dit avoir triomphé d'une constipation opiniâtre dans sept cas, en faisant arriver au contact de la muqueuse intestinale de l'*acide tartrique* enrobé dans une enveloppe épaisse de gluten.

Les *suppositoires glycérinés*, ainsi que les lavements émollients, sont également des adjuvants précieux. Dans certains cas heureux le miel ou la glycérine, pris à la place du sucre, suffisent à provoquer des selles journalières. Il en est de même d'une cuillerée à soupe d'huile d'olive le soir en se couchant, ou encore d'un verre d'eau froide le matin à jeun, mais ce sont là malheureusement des exceptions.

Chez les enfants, il faut prescrire de préférence l'huile de ricin, ou encore le sirop de manne, à la dose de 15 à 20 grammes. J. Simon conseillait le mélange suivant :

> 2 cuillerées d'huile d'amandes douces ;
> 1 cuillerée à café d'huile de ricin.

Si cela ne suffit pas, donner tous les jours deux ou trois des pilules suivantes :

> Extrait de belladone . . . . }
> Extrait de jusquiame. . . . . . . } ââ. 1 centigramme.

En même temps faire des frictions légères sur le ventre avec :

---

(1) ENRIQUEZ, *Académie de Médecine,* 16 février 1904.

> Huile de camomille . . . . . 40 grammes.
> Teinture de noix vomique . . 10 grammes.

Aux laxatifs variés que nous venons d'indiquer, on joint habituellement des *lavages de l'intestin*, qui agissent d'abord comme lavements évacuateurs et exercent ensuite sur la muqueuse une action calmante par leur température. De plus, ils entraînent les mucosités, les microbes et les substances toxiques, sans compter qu'ils contribuent à faire disparaître le spasme.

Ils doivent être administrés à une température de 38° à 40°, à l'aide d'un bock à injection et d'une canule de caoutchouc rouge de 30 à 40 centimètres de long. Le malade est couché sur le côté droit, la jambe gauche repliée, et la pression ne doit pas dépasser 15 à 20 centimètres. On emploiera, suivant la tolérance, 1 ou 2 litres d'eau bouillie ou de guimauve, additionnée ou non de 10 grammes de biborate de soude par litre, de 2 à 4 grammes de salicylate de soude, de 1 à 5 grammes d'ichtyol, ou encore de 5 à 6 gouttes de teinture de sauge.

Fleiner et Combe vantent beaucoup les *lavements d'huile d'olive* à 40°, qui ramollissent les matières, lubrifient la paroi, diminuent le spasme, ainsi que la résorption des substances toxiques. On peut les employer sous forme de lavages à la dose de 4 à 500 centimètres cubes chez les adultes et de 50 à 150 centimètres cubes chez les enfants. On se sert du bock et d'une canule à large ouverture, le malade étant couché et le siège élevé. L'huile doit pénétrer lentement, avec une pression de 10 à 15 centimètres ; s'il n'y a pas de garde-robe quatre heures après le lavage, on donne un lavement chaud. On continue les lavages d'huile chaque jour, jusqu'à ce qu'un bon résultat soit obtenu, puis on diminue la fréquence et la quantité d'huile.

Lorsque la constipation a un siège peu élevé, les *petits lavements d'huile* suffisent. Le soir en se couchant, on introduit dans le rectum, avec une poire en caoutchouc ou une petite seringue, 30 à 60 centimètres cubes d'huile à 40° que l'on garde toute la nuit. Deux ou trois de ces lavements par semaine donnent souvent d'excellents résultats.

Pour les grands lavages, on peut les prescrire également tous les deux ou trois jours ; mais il faut les interrompre tous les dix à douze jours, quitte à recommencer ultérieurement si c'est nécessaire ; leur abus en effet peut devenir nuisible en produisant une irritation de la muqueuse et le spasme intestinal. Ils ne doivent être conseillés d'ailleurs que lorsqu'il y a beaucoup de fausses membranes et de l'auto-intoxication, lorsque la coprostase est rebelle à tous les autres moyens, ou qu'il existe des crises de diarrhée avec phénomènes infectieux secondaires.

TRAITEMENT DU SPASME ET DE LA DOULEUR

Contre le spasme et les phénomènes douloureux, les lavages chauds de l'intestin, comme nous l'avons indiqué, réussissent parfois très bien ; cependant, ils sont assez souvent mal supportés par les personnes nerveuses. En ce cas, les applications de compresses humides chaudes sur l'abdomen, recouvertes de taffetas gommé sont utiles. Il en est de même des cataplasmes de Langlebert, des compresses de Priessnitz, des cataplasmes de boues. Les grands bains chauds à 35° pendant une demi-heure sont également très précieux.

Si, malgré cela, les douleurs persistent, on prescrira la belladone qui est le sédatif de choix, à la dose de 10 à 20 gouttes de teinture par jour, ou bien 2 ou 3 des pilules suivantes :

Extrait de belladone . . . . o gr. 01
Poudre de racines de belladone . . . . . o gr. 01

Les autres médicaments, codéine, opium, cannabis indica, asa fœtida, jusquiame ne fournissent pas des résultats aussi constants.

Contre le *nervosisme*, on ajoutera à l'hydrothérapie chaude les différents antispasmodiques : bromures, chloral, camphre, eau chloroformée, et surtout le valérianate d'ammoniaque.

S'il survient de la fièvre, le malade sera mis à la diète lactée ou hydrique, puis à des bouillies légères. On désinfectera l'intestin par un purgatif et des lavages faits avec beaucoup de ménagements. En cas de diarrhée, on pourra associer l'opium aux divers astringents, tannalbine, tannigène, dermatol; et s'il est nécessaire, on aura recours au sérum artificiel.

DÉSINFECTION INTESTINALE

En dehors du régime alimentaire, dès laxatifs et des lavages, on peut employer divers agents thérapeutiques qui exercent sur l'intestin une action désinfectante.

Pour Combe, la désinfection comprend une médication antiseptique, donnée le soir, et une médication évacuante, administrée le lendemain matin. Le médicament antiseptique de choix est le calomel, en deux prises de 0 gr. 02 à 0 gr. 15 par prise suivant l'âge, l'une à 8 heures du soir, l'autre à 10 heures dans une infusion. Si ce médicament est mal supporté, il le remplace par le *salacétol* à la dose de 0 gr. 10 à 0 gr. 75 par prise, la première pendant le dîner et la deuxième à 10 heures, comme avec le calomel. Le lendemain, au réveil, on donne 10 à 15 grammes d'huile de ricin. Cette désinfection est répétée tous les 10, 15 ou 20 jours suivant le degré d'intoxication, et si, malgré cela, les courbes d'indol et de phénol se maintiennent élevées, il prescrit dans les formes constipées une à quatre doses de *salacétol* à 0 gr. 25 aux repas, et dans les formes diarrhéiques le *salicylate de bismuth* aux mêmes doses, ou l'huile de foie de morue créosotée à 1/100, une à trois cuillerées à café par jour.

Gilbert et Jomier (1) recommandent 0 gr. 25 à 0 gr. 50 de *peroxyde de magnésium*, en cachets ou en comprimés, une heure avant les principaux repas. C'est un puissant antiseptique ; l'oxygène est mis en liberté sous l'influence des ferments du tube digestif et agit d'autant mieux qu'il est à l'état naissant.

(1) *Société de biologie*, mars 1904.

On peut également recourir au benzo-naptol, au bétol, au dermatol, au salol, à la résorcine, au salicylate de soude ou de magnésie, en ayant soin de ne les ordonner qu'à bon escient et d'en arrêter l'emploi dès que l'état du malade le permet.

TRAITEMENT DE LA TENSION ARTÉRIELLE

L'étude de la tension artérielle dans l'entérite muco-membraneuse présente un réel intérêt et peut servir de base à un traitement différent, suivant qu'il s'agit d'un malade à hypertension ou à hypotension.

A quels signes reconnaît-on l'hypertension ? A l'auscultation, on entend un retentissement diastolique de l'aorte en coup de marteau, avec maximum d'intensité à droite du sternum dans le deuxième espace intercostal. Ce bruit est limité dans un point précis ; il ne se propage pas et meurt pour ainsi dire sur place (Huchard).

L'examen du pouls donne des signes non moins concluants. S'il est petit et résistant sous le doigt qui le comprime, il indique une hypertension extrême. Lorsqu'il est à la fois petit et dépressible, il est au contraire signe d'hypotension.

On se sert, pour évaluer la tension artérielle, des divers sphygmomanomètres, mais presque tous ces instruments donnent des résultats incertains : aussi Huchard insiste-t-il sur un autre signe ; dont il a vérifié maintes fois l'exactitude. Voici en quoi il consiste. On sait qu'à l'état normal, le chiffre des pulsations diminue de 6 à 8 lorsqu'on passe de la station verticale à la station horizontale. Si un malade a, par exemple, 88 pulsations couché et 70 debout, il a de l'hypertension. Si, au contraire, on trouve 88 couché et 110 debout, il y a de l'hypotension. Comme on le voit, ce procédé est à la portée de tous les médecins et peut donner de précieuses indications thérapeutiques. En soumettant en effet les hypertendus à l'immobilité, à la suralimentation, aux toniques pour leur donner des forces et corriger leur lassitude, on ne ferait qu'aggraver leur état. Au contraire, les hypotendus, autant que le permettent leurs voies digestives, se trouvent bien d'une alimentation plus abondante, des excitants du système nerveux et de la circulation, du massage, de l'hydrothérapie, des bains de lumière, de l'électricité et de la cure d'air.

En général, les malades atteints d'entérite muco-membraneuse présentent presque tous de l'hypotension. S'ils n'ont pas d'appétit, on peut donner diverses préparations : gouttes amères de Baumé, deux ou trois gouttes ; élixir de Gendrin, une cuillerée à café avant les repas dans un quart de verre d'eau ; la quassine, la teinture de noix vomiques, la tridigestine Dalloz, ou bien encore, comme le conseille Gilbert Ballet, avant le déjeuner et le dîner, quelques cuillerées d'une macération de quassia et, après, 15 à 20 gouttes d'une mixture composée à parties égales de teinture d'ipéca, de colombo et de gentiane.

Les exercices physiques doivent être réglés avec prudence. Il n'est pas bon de laisser les malades dans une inactivité complète, et il faut au début conseiller de courtes promenades, qu'on augmentera peu à peu sans arriver à la fatigue.

Pour tonifier le système nerveux, Robin conseille les hypophosphites qu'il associe aux strychniques, ainsi que les glycérophosphates en injections sous-cutanées. La kola, l'ovolécithine, le rhomnol, la phytine sont aussi de bonnes préparations. Nous avons obtenu d'excellents résultats avec le cacodylate de soude, 0 gr. 05 par centimètre cube en injections hypodermiques ; il en a été de même avec une solution de 0 gr. 10 de glycérophosphate de soude et de un demi-milligramme de cacodylate de strychnine par centimètre cube également en injection (Formule Fraisse).

On peut aussi recourir à l'acide formique préconisé par Clément. Ce médicament a, d'après cet auteur, la propriété d'augmenter la force d'une façon remarquable et de diminuer la sensation de fatigue, en empêchant la production des déchets de l'économie et en oxydant les tissus. La dose est de 30 à 40 gouttes par jour ; le plus simple est de verser 10 à 15 gouttes d'acide formique dans un demi-verre d'eau, d'ajouter du bicarbonate de soude jusqu'à neutralisation de l'acide, puis de boire en une fois.

Dans les cas exceptionnels d'hypertension, le régime lacto-végétarien conserve toute sa valeur, et il faut même pendant quelques jours soumettre le malade au régime lacté absolu et le purger. Les fonctions de la peau ne doivent pas être négligées, et le massage ainsi que l'hydrothérapie trouveront des indications utiles. L'intoxication, l'arthritisme et le défaut d'exercice ayant rendu les jambes lourdes, douloureuses, on parviendra à modifier cet état par un exercice méthodique et progressif selon les règles établies par Lagrange (1).

On n'aura recours aux moyens médicamenteux que si les prescriptions alimentaires et hygiéniques sont insuffisantes. La trinitrine, le tétranitrol, le nitrite de soude . sont des agents dont l'action vaso-dilatatrice et hypotensive a été bien mise en lumière par Huchard (2). Cet auteur conseille de prendre, matin et soir, un comprimé de 5 milligrammes de tétranitrol ou deux ou trois cuillerées à café par vingt-quatre heures d'une potion composée de : nitrite de soude, 1 gramme ; eau distillée, 2 grammes ; alcoolature de citron, 3 grammes ; sirop de sucre, 100 grammes.

AGENTS PHYSIQUES

Hydrothérapie. — Toutes les pratiques d'hydrothérapie peuvent être employées pour stimuler les centres nerveux et rétablir les fonctions languissantes du malade ; mais lorsqu'il existe du spasme, il faut éviter les applications froides, et seuls quelques sujets vigoureux bénéficieront du drap mouillé et des douches écossaises faibles sur le ventre. Chez les autres, on conseillera les applications chaudes ou tièdes, générales ou locales, sous forme de tubs, de lavage de tout le corps, de douche en pluie. Les grands bains, les bains de boue suivis d'une friction, pris le soir, ont de plus l'avantage de combattre l'insomnie.

Massage. — Le massage peut être recommandé dans la plupart des cas, mais à la condition d'être pratiqué par une main experte et avec une extrême douceur. Il faut éviter tous les procédés violents

(1) Lagrange, *les Mouvements méthodiques*, 1899.
(2) Huchard, *Revue de thérapeutique médico-chirurgicale*, 1ᵉʳ juillet 1903.

agissant directement sur l'intestin, et employer l'*effleurage* et le *massage vibratoire*. Il est prouvé que le massage produisant une légère élévation de température et donnant naissance à des courants électriques de faible intensité, a des effets décongestionnants et régulateurs sur la circulation abdominale.

Le massage général, les frictions sèches ou alcoolisées sont egalement très utiles. Il en est de même des exercices abdominaux passifs ou actifs. Les mouvements passifs consistent en flexion latérale du tronc et rotation par mobilisation du bassin, le tronc restant immobile. Cette gymnastique accélère le cours des matières et la circulation dans tout le réseau nerveux gastro-intestinal. Les exercices actifs comportent l'élévation des bras, le corps étant vertical, l'extension forcée de la cuisse en arrière, la flexion du tronc soit d'avant en arrière, soit latéralement, enfin la rotation et la circumduction. Ces mouvements mettent en jeu les muscles grands droits, grands et petits obliques, transverses, et ont une action favorable sur la restauration de la sangle abdominale plus ou moins atrophiée (1) (Régnier).

Lorsqu'il existe des complications appendiculaires, il faut en principe s'abstenir.

ÉLECTROTHÉRAPIE. — La faradisation, les lavements et les bains électriques, la galvanisation interrompue, les applications intrarectales qui réussissent dans l'atonie, sont des procédés de force qu'il faut rejeter parce qu'ils augmentent le spasme. Au contraire, la *galvanisation* par la méthode de Doumer, qui consiste à faire passer d'une fosse iliaque à l'autre un courant de 60 à 120 milliampères, en renversant le courant toutes les minutes, paraît tout à fait indiquée. Il en est de même de la *galvano-faradisation*, préconisée par Laquerrière et Delherm. C'est un *procédé de douceur* par excellence, à la fois sédatif et calmant, qui a donné de bons résultats dans des formes graves et moyennes d'entérocolite. « L'intensité du courant galvanique doit être élevée : 60-80-100-150 milliampères, et le courant faradique très léger, juste ce qu'il faut pour produire une trémulation de la

____

(1) RÉGNIER, *Mécanothérapie* (actualités médicales), 1901.

paroi abdominale, semblable à celle que donne l'effleurage. »

Le dispositif est des plus simples : on applique une large plaque sur l'abdomen, qui est ainsi recouvert en entier, une deuxième plaque d'égale grandeur aux lombes ; on fait passer progressivement le courant, pendant dix à vingt minutes, et au bout de ce laps de temps on ramène l'intensité à zéro.

Herschell, en Angleterre, dit avoir obtenu des succès remarquables avec le *courant sinusoïdal triphasé*, qui consiste à placer une électrode dans le rectum et les deux autres sur les côlons ascendant et descendant.

Tous ces procédés doivent être employés à bon escient et dans des cas bien déterminés. Sans doute, l'électricité a une action bienfaisante sur le spasme, mais nous pensons qu'il ne faut pas toujours lui demander des guérisons définitives, parce qu'elle n'agit, en somme, que sur un symptôme et non sur la cause.

Photothérapie. — « Combe dit s'être servi avec avantage, depuis quelques années, au point de vue du spasme et de ses conséquences, de la photothérapie, et spécialement des radiations violettes. Les rayons produits avec des charbons spéciaux sont concentrés par un grand miroir parabolique, ce qui permet de les projeter sur l'abdomen. » On peut également essayer les bains généraux *photo-électriques*, qui ont été employés avec succès dans d'autres formes de l'arthritisme, l'obésité, la dyspepsie, le diabète, la goutte et le rhumatisme chronique. Leur action tonique est manifeste, et on a constaté qu'ils augmentent sensiblement le nombre des globules rouges et le pouvoir réducteur de l'hémoglobine. De plus, ils favorisent la sécrétion urinaire et l'excrétion de l'urée, ce qui prouve qu'ils accélèrent la nutrition.

CURE DE CHATEL-GUYON

Deux stations surtout se partagent les malades atteints d'entéro-colite muco-membraneuse : Plombières et Châtel-Guyon.

Les eaux de Plombières, peu minéralisées, sont hyperthermales, 30° à 36°, et très radio-actives. Par leur température élevée, elles agissent en bains prolongés sur le système nerveux et en applications locales sur l'entéro-spasme. Grâce à leur radio-activité, elles exercent une action sédative pouvant aller, suivant la quantité de radium, jusqu'à la paralysie. Il s'agit d'une radio-activité induite et non d'une dissolution d'un sel de radium. Aussi cette radio-activité se perd rapidement, et c'est ce qui explique que ces eaux soient plus efficaces à la source que transportées.

Le bain à 33°-36°, dit G. Lyon (1), constitue la médication essentielle. Il a sur les troubles nerveux des effets sédatifs, qui se traduisent par la disparition de l'entéralgie et le retour du sommeil. Il peut suffire, d'autre part, à entraîner des modifications radicales dans l'état local, disparition des muco-membranes, régularisation des garde-robes ; en somme, le traitement s'adresse aux intestins très excitables et douloureux.

Les indications de Châtel-Guyon sont différentes. Ici les eaux sont fortement minéralisées et contiennent par litre : chlorure de magnésium, 1 gr. 563 ; chlorure de sodium, 1 gr. 633 ; bicarbonate de calcium, 2 gr. 176 ; bicarbonate de sodium, 0 gr. 955 ; bicarbonate de potassium, 0 gr. 253 ; bicarbonate de lithine, 0 gr. 019 ; bicarbonate de fer, 0 gr. 068 ; acide carbonique libre, 1 gr. 112. Leur température varie entre 24° et 38°. Ce sont donc des eaux chaudes, gazeuses, chlorurées sodiques et magnésiennes, bicarbonatées mixtes, lithinées et ferrugineuses. Elles ne sont pas *purgatives*, mais *stimulantes*, *régulatrices* des fonctions intestinales, ainsi que cela a été démontré par Laborde. Cette action est due au chlorure de magnésium, qui agit sur les fibres lisses de la tunique musculaire du tube digestif et de ses annexes, et, comme l'a bien observé A. Baraduc, « le stimulant d'un jour s'ajoute à celui de la veille, jusqu'au moment où la fonction normale est rétablie ».

A cette action *régulatrice*, il faut ajouter l'action *antiseptique*. Cohendy, qui a étudié cette propriété, a constaté par la bactériologie une influence manifeste sur le microbisme intestinal. Elles

_____

(1) G. Lyon, *L'entéro-colite muco-membraneuse*, Masson, 1900.

semblent, dit-il, atténuer la virulence des microbes, les mettre dans une sorte d'engourdissement, qui permet aux sécrétions intestinales et biliaires, rendues plus abondantes, de les expulser de la sous-muqueuse, où ils paraissent élire domicile de préférence. D'autres auteurs ont fait les mêmes observations.

Elles sont également *décongestionnantes*, agissent sur l'hypertension portale et régularisent la circulation abdominale, favorisent la production du suc gastrique, excitent les sécrétions du foie, de l'intestin, du rein, relèvent la tension artérielle et augmentent les contractions vésicales. Elles ont une influence réelle sur la menstruation ; les règles sont habituellement avancées et plus abondantes, et s'il existe des inflammations de l'utérus et des annexes, les bains, les irrigations vaginales, en plus du traitement interne, ont sur ces affections un très heureux effet.

Enfin, elles sont *anti-arthritiques* et, par leur action sur la nutrition, modifient d'une façon très efficace l'état général.

Pessez (1), qui a fait à ce point de vue des expériences personnelles, a constaté : 1° une activité plus grande dans la sécrétion des reins, dans les échanges azotés et les oxydations ; 2° une assimilation plus importante des chlorures, de la chaux et de la magnésie ; 3° une action d'épargne sur tous les tissus riches en phosphore ; 4° une élimination rapide de l'acide urique préformé et une diminution considérable dans sa formation.

Ainsi donc, les eaux de Châtel-Guyon sont *stimulantes* et *régulatrices* des fonctions intestinales, *antiseptiques* et *anti-arthritiques ;* par conséquent elles s'adressent, comme on le voit, d'une façon toute spéciale à la forme d'entérite muco-membraneuse qui nous occupe, affection de nature *arthritique*, caractérisée par une *inflammation chronique de l'intestin* et des *fermentations exagérées*.

L'eau prise *en boisson* constitue la partie essentielle du traitement. Il faut, comme l'ont indiqué Baraduc (2) et Deschamp, la

---

(1) PESSEZ, *les Eaux de Châtel-Guyon et leur action sur la nutrition*, Paris, Masson, 1904.
(2) BARADUC, *Entéro-colite muco-membraneuse*, Paris, 1905.

donner à faible dose et avec prudence. Loin de rechercher un effet purgatif, on doit le redouter, de crainte d'irriter la muqueuse. Très souvent même le premier résultat obtenu est l'exagération de la constipation qui persiste une dizaine de jours. Mais, à l'inverse des laxatifs ordinaires qui donnent un résultat immédiat, puis augmentent par la suite la constipation, cette eau, absorbée complètement, pénètre dans le sang et a une action en retour, souvent lente, mais profonde et durable. Esmonet (1) a démontré en effet qu'injectée dans les anses intestinales, loin d'attirer un flux exosmotique, elle est au contraire absorbée pour la plus grande partie en deux heures et l'est en totalité au bout de trois heures. Ainsi se trouve expliqué le fait que l'absorption de cette eau ne peut s'accompagner de phénomènes purgatifs qu'à la condition d'avoir été prise à la dose d'indigestion. D'après les constatations du même auteur, elle détermine toujours un spasme portant tour à tour sur les différents segments du côlon. La date d'apparition est en général vers la fin du premier septenaire, et c'est ordinairement du dix-huitième au vingtième jour de la cure qu'il disparait. Quoi qu'il en soit, qu'il persiste ou cesse, la plupart des malades vont spontanément à la selle pendant la durée du traitement.

Comme le fait remarquer Baraduc, aucune des cinq sources n'est spécialement indiquée, et il faut tenir compte des réactions individuelles, de l'état de l'estomac, du foie et des reins.

Les *bains à eau courante* à 28° et 34°, grâce à leur forte minéralisation, à leur température constante, à la présence d'une grande quantité d'acide carbonique, produisent les meilleurs effets, en stimulant la circulation et en décongestionnant les organes internes. Il en est de même de la *douche abdominale sous-marine* à 40° sous pression, qu'on leur associe en général. Cette douche donnée pendant trois à quatre minutes, suivant le trajet du gros intestin, agit à la manière d'un massage léger sous l'eau et a une action excellente sur le spasme et la constipation. Lorsque les malades réagissent mal, il vaut mieux commencer par des *bains à eau dormante* demi-minéralisés, à la température voulue.

(1) ESMONET, Mécanisme d'action de quelques eaux purgatives. *Soc. méd. et de chir. pratique*, avril 1905,

Un service d'hydrothérapie complet permet de prescrire aux hypersthéniques la douche tiède ou progressivement surchauffée, et aux atones la douche écossaise, dont on peut varier les applications.

Des appareils existent aussi pour les douches nasales, les douches ascendantes, les pédiluves, et on trouve une installation spéciale pour les *irrigations intestinales* que l'on pratique avec l'eau de la source, pure ou additionnée d'eau bouillie. Nous avons donné plus haut les indications des lavages. Ils présentent, comme nous avons dit, des avantages incontestables, mais il faut bien éduquer les malades à ce sujet, pour qu'ils évitent les abus.

Enfin, comme moyens adjuvants, il existe des salles de massage, de sudation, de mécanothérapie, de gymnastique et d'électrothérapie.

Ajoutons que la station est située à une altitude moyenne de 400 mètres, sur un sol granitique, dans une vallée ouverte au levant et à l'abri des vents d'ouest. Le climat est doux et tempéré, l'air fortement oxygéné et tonique, ce qui convient parfaitement aux malades, qui peuvent faire parallèlement une cure d'air de petite montagne.

Les résultats obtenus sont, d'abord, une amélioration de l'état général, par suite d'une stimulation des fonctions de l'estomac et de la désinfection intestinale. Les muco-membranes diminuent, les selles se recolorent, les douleurs s'amendent et la constipation finit par céder, tantôt pendant la cure, tantôt quelques jours après. Puis, comme l'eau de Châtel-Guyon, ainsi que nous l'avons dit, a une action longue et durable, la nutrition continue à s'améliorer, l'amaigrissement cesse, le malade augmente de poids, les selles redeviennent quotidiennes et normales, en même temps que tous les autres phénomènes intestinaux disparaissent peu à peu.

En définitive, ainsi que l'ont constaté tous les médecins de la station, on obtient une proportion très grande de guérisons ou des améliorations durables après une ou deux cures. Mais les résultats les plus prompts et les plus complets s'observent chez les enfants. Rapidement, on voit les crises douloureuses diminuer, ainsi que les débâcles de glaires, de muco-membranes et de sable intestinal ; les accès de fièvre s'espacent, pour disparaître, et le petit malade, qui auparavant était triste, nerveux, pâle et maigre, devient gai et de caractère égal ; les chairs se raffermissent et le poids augmente. Et ce ne sont pas seulement les enfants atteints d'entéro-colite qui bénéficient de la cure, mais, ainsi que l'a bien observé Pessez, tous ceux de souche arthritique, les trop alimentés, les mal alimentés, les débilités congénitaux, les constipés, ceux à gros ventre tympanique, ceux à gros ventre flasque, en un mot, tous les déminéralisés, tous les retardataires de la nutrition. Aussi, depuis quelques années, voit-on augmenter à Châtel-Guyon le nombre des enfants. Dès l'âge de deux ans, on peut prescrire la cure ; il est très important, en effet, d'agir le plus tôt possible pour éviter les troubles de développement consécutifs à l'entéro-colite et aux autres affections gastro-intestinales.

A côté de la constipation, des dyspepsies, des diverses affections du foie et des reins, de l'obésité, du diabète, de la goutte, des états neurasthéniques qui trouvent à cette station un traitement efficace, nous devons faire une place toute particulière à l'*appendicite* et aux *affections des pays chauds*. Les malades qui, depuis quelques années, arrivent avec le diagnostic d'appendicite sont nombreux. Ordinairement, ainsi que l'a bien étudié Conchon (1), le chirurgien leur a proposé l'opération comme le seul moyen de guérison, et presque tous repartent guéris en une seule cure, ou tellement amé- liorés que toute idée opératoire doit être écartée. Aussi cet auteur considère-t-il à juste titre la cure de Châtel-Guyon comme la pierre de touche devant séparer les cas justiciables de la chirur- gie de ceux curables par le traitement hydrominéral.

En ce qui concerne le *colonial* qui rentre en France avec des troubles gastro-intestinaux et hépatiques, avec des signes d'infec- tion paludéenne se traduisant par une anémie profonde, c'est encore la médication naturelle de Châtel-Guyon qui nous paraît la plus indiquée.

En effet, le malade trouvera là le moyen de combattre son ané- mie, par le séjour dans un pays d'altitude d'une salubrité parfaite,

____

(1) CONCHON, *Typhlite et Appendicite*, Paris, 1896.

et arrivera à donner à son foie et à son intestin un fonctionnement normal par l'absorption des eaux qui, en raison de leurs propriétés *régulatrices*, *désinfectantes* et *toniques*, ont sur ces organes les plus remarquables effets.

TABLE DES MATIÈRES

Introduction 3
Historique 4
Étiologie 4
Pathogénie 6
Anatomie pathologique. Histologie 8
Symptomatologie 10
Évolution. Formes 14
Complications 16
Diagnostic 18
Traitement de l'entéro-colite muco-membraneuse par le régime ali-
    mentaire 20
Hygiène : vêtement 29
    Climat 29
    Psychothérapie 30
Traitement de l'arthritisme 31
Traitement de la constipation 32
Traitement du spasme et de la douleur 35
Désinfection intestinale 36
Traitement de la tension artérielle 37
Agents physiques : hydrothérapie. 39
    Massage 39
    Électrothérapie 40
    Photothérapie 41
Cure de Châtel-Guyon 41

25-4-06. — Tours, imp. E. Arrault et Cie.